EINFÜHRUNG IN DIE ZELLDIAGNOSTIK DES MENSCHLICHEN KNOCHENMARKES UND BLUTES

FÜR MED.-TECHNISCHE ASSISTENTINNEN UND STUDIERENDE

von ILSE v. RIESEN und Dr. MARIANNE ALBRECHT

aus der II. Inn. Med. Klinik des Städt. Krankenhauses Berlin-Moabit

Ärztlicher Direktor: Dr. Heinz Schlag

MIT 4 FARBIGEN TAFELN

1957

WALTER DE GRUYTER & CO. · BERLIN W 35

vormals G. J. Göschen'sche Verlagshandlung · J. Guttentag, Verlagsbuchhandlung

Georg Reimer · Karl J. Trübner · Veit & Comp.

Satz: Walter de Gruyter & Co., Berlin · Druck: Otto v. Holten, Berlin

VORWORT

Dem vorliegenden Buch gebe ich gern ein Geleitwort mit auf den Weg. Die Verfasser haben als langjährige Mitarbeiter auf verschiedenen hämatologischen Abteilungen, z. T. durch Studium lebender Zellen, besondere Erfahrungen und Kenntnisse erworben, die sie in den folgenden Bildern und im Text verwertet haben.

Erfahrungsgemäß bietet besonders dem Anfänger die Differenzierung, vor allem der Knochenmarkzellen, große Schwierigkeiten. In diesem Buch ist deswegen vor allem auf die typischen Merkmale der einzelnen physiologischen und pathologischen Zellen und ihren Variationsmöglichkeiten hingewiesen und auf Übersichtsbilder einzelner Krankheiten, die wegen der Vielzahl der Möglichkeiten nicht ausreichend dargestellt werden können, bewußt verzichtet worden.

Die Tafeln sind im Fünffarbendruck nach Zeichnungen, die Fräulein von Riesen von gefärbten Ausstrichen angefertigt hat, hergestellt.

Ich wünsche dem Buch eine weite Verbreitung, zu der neben den guten Bildern und dem Text auch die besondere Gestaltung des Buches, wie die herausnehmbaren Tafeln, beitragen mögen.

Zum eingehenden Studium, vor allem der klinischen Krankheitsbilder, sei auf die ausführlichen Werke der Hämatologie verwiesen, auf die auch die Verfasser sich im wesentlichen stützen.

BERLIN, FRÜHJAHR 1957 *Dr. Heinz Schlag*

INHALTSVERZEICHNIS

TAFEL 4

EINLEITUNG

Die Untersuchungen von Knochenmarkpunktaten erschließen diagnostische Möglichkeiten, die diese Methode für die Klinik unentbehrlich machen. Bei bestimmten Krankheiten, wie z. B. bei der perniziösen Anämie oder beim Plasmozytom, kann das Myelogramm allein den Ausschlag für die Diagnose geben. Wegen der vielen Variationsmöglichkeiten der schon normalerweise so zahlreich vorhandenen verschiedenen Zellarten des Knochenmarkes ist die Auswertung des pathologischen Punktates nicht immer leicht. Ein intensives Studium der Zellen ist Voraussetzung.

Das Erkennen der einzelnen Zellen des Blutes und des Knochenmarkes in Ausstrichpräparaten wird erleichtert, wenn man versucht, sich eine Vorstellung über den Aufbau des Knochenmarkes sowie über den Entwicklungsgang seiner verschiedenen Zellreihen zu machen. Wie in histologischen Schnittpräparaten zu erkennen, setzt sich das Knochenmark aus Stroma und Parenchym zusammen. Das Stroma, dessen Zellen zum großen Teil dem retikulohistiozytären System angehören, und in dem die Blutgefäße und Nerven verlaufen, hat eine wabige Struktur. In seinen Hohlräumen ist das Parenchym, das aus den Vorstufen der Blutzellen besteht, eingelagert. Eine strenge Abgrenzung beider Systeme stößt auf Schwierigkeiten, besonders im Bereich ihrer jüngsten Zellen.

Die Zellen der verschiedenen hämatopoetischen Systeme des Knochenmarkes (Granulopoese, Erythropoese, Thrombopoese) entwickeln sich im embryonalen Leben ursprünglich aus den indifferenten Mesenchymzellen. Sie reifen zu hochdifferenzierten Zellen mit verschiedensten Fähigkeiten aus und werden dann in die periphere Blutbahn abgegeben. Postnatal werden sie normalerweise nicht aus den Mesenchymzellen, sondern aus den schon differenzierten Knochenmarkzellen gebildet, wie aus den hier vermehrt vorkommenden Mitosen zu erkennen ist. Der ständige Verbrauch in der Peripherie wird durch Regeneration im Knochenmark ausgeglichen.

Da es keine Möglichkeit gibt, den ganzen Reifungsvorgang an der lebenden Zelle zu verfolgen, ist man weitgehend darauf angewiesen, ihn aus einzelnen Zellbildern der gefärbten Präparate zu rekonstruieren. Es ist daher verständlich, daß die Ansichten verschiedener Autoren hierüber in Einzelheiten differieren.

In allen Entwicklungsreihen der Hämatopoese haben die unreifen Zellen basophiles Protoplasma und meist zart strukturierte Kerne. Im allgemeinen nimmt bei der Reifung die Basophilie des Protoplasmas ab und geht in den Zellen der Granulo- und

Erythropoese allmählich in Oxyphilie über. In der erythropoetischen Reihe tritt außerdem im Protoplasma, zunehmend mit der Reife, Hämoglobin auf. In dem

Stammtafel der Zellen des Blutes und der Blutbildungsstätten
in Anlehnung an das Schema von W. W. Siebert

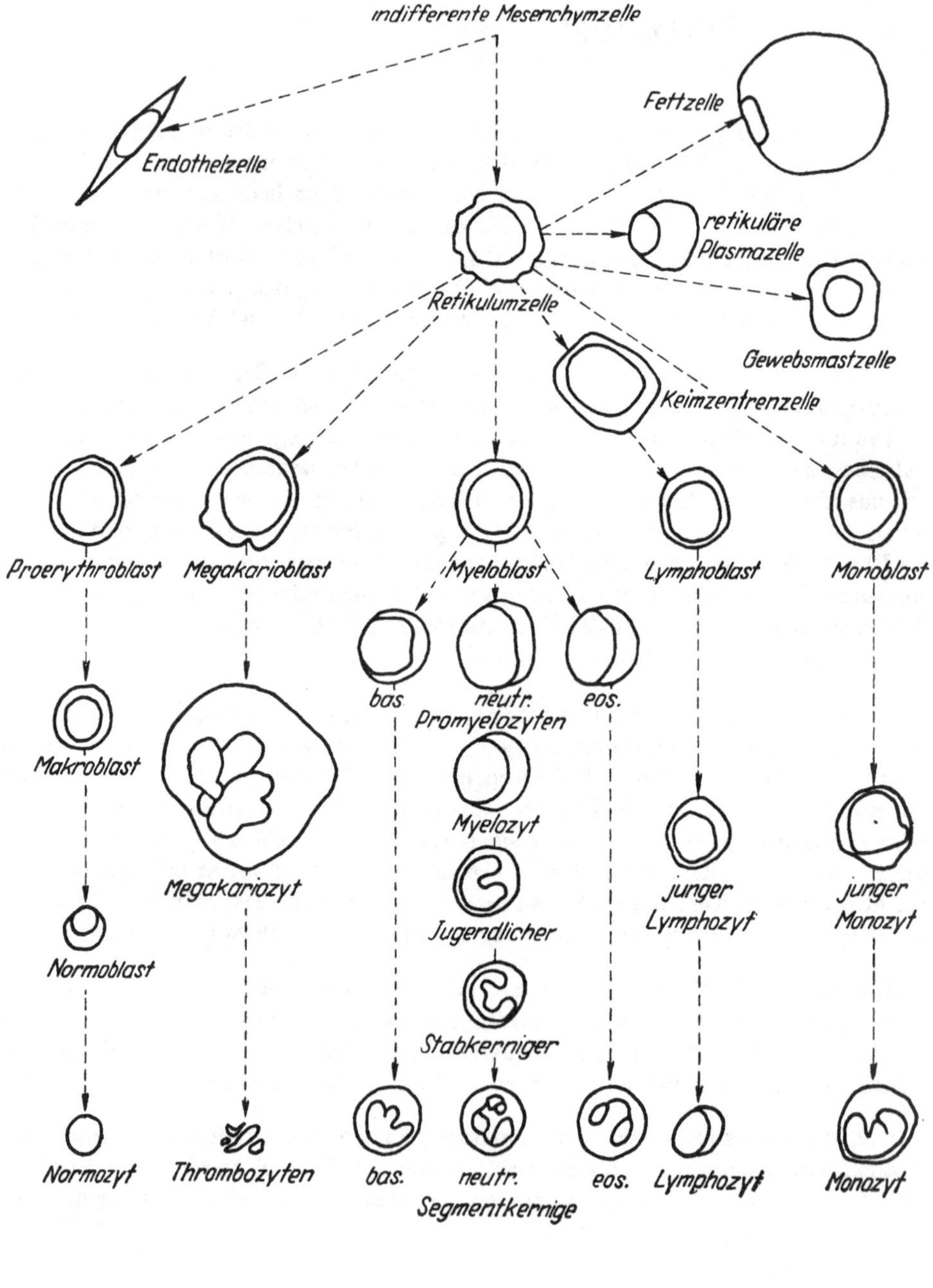

granulozytären System entwickeln sich bei der Reifung der Zellen im Protoplasma Granula. Je nach der Färbbarkeit der Granula in den reiferen Stufen unterscheidet man hier drei Entwicklungsreihen: die Reihe der neutrophilen, der eosinophilen und die der basophilen Granulozyten.

Die Zellgröße nimmt mit zunehmender Reifung im allgemeinen ab. Am ausgeprägtesten tritt dieses bei der Erythropoese in Erscheinung. Eine Ausnahme hiervon bildet die megakariozytäre Reihe, bei der die jüngsten Stufen, die Megakarioblasten, erheblich kleiner sind als die reifen, die Megakariozyten. Aus diesen jedoch gehen schließlich die kleinsten Formelemente des Blutes, die Thrombozyten, hervor.

In allen Zellreihen läßt sich beobachten, daß der Kern bei der Reifung bestimmte, für seine Reihe charakteristische Veränderungen durchmacht. Die Struktur des Kernes wird gröber. Bei der Granulopoese wird in der neutrophilen und eosinophilen Reihe in der letzten Reifestufe der Kern in Segmente, die durch Fäden miteinander verbunden sind, unterteilt. In der basophilen Reihe kommt es meist nicht zu so ausgeprägter Segmentierung, sondern mehr zur Einbuchtung, bzw. Lappung des Kernes. Bei der Erythropoese bleibt der Kern meist rund und wird pyknotisch. Die letzte Reifungsform der erythropoetischen Reihe, der Erythrozyt, ist eine kernlose Zelle.

Normale Blutbildwerte nach W. W. Siebert

Erythrozyten beim Mann	etwa	5000000 pro cmm
Erythrozyten bei der Frau	etwa	4500000 pro cmm
Erythrozyten beim Neugeborenen	etwa	5—7000000 pro cmm

Hämoglobin beim Mann 90—110% (= 14—18 g%)
Hämoglobin bei der Frau 80—100% (= 13—16 g%)
(bei Benutzung eines Hämometers, bei dem 100% 16 g% Hb entsprechen)

Färbeindex = 0,90—1,15

Retikulozyten (Proerythrozyten): bis 10‰ (10 auf 1000 Erythrozyten).

Thrombozyten (nach der Methode von Fonio): 200000 bis 300000/ cmm.

Leukozyten: 5000 bis 8000/ cmm.

Differentialblutbild

Basophile	Eosinophile	Neutrophile				Lymphozyten	Monozyten
		Myelozyten	Jugendliche	Stabkernige	Segmentkernige		
0—1	2—4	0	0—1	3—6	50—65	25—40	4—6

Beim Kleinkind liegen die Lymphozytenwerte höher

Die normale Zellenzusammensetzung des durch Punktion gewonnenen menschlichen Knochenmarkes nach K. Rohr (Myelogramm)*

		Schwankungen		Mittelwert
Retikulohistiozytäres System:				
Retikulumzellen:				
Makrophagen		0 — 1,0	7,0	0,2
Plasmozytäre		1 — 3,6		1,8
Lymphoide		0,6—12,2		4,9
Gewebsmastzellen		—		—
Erythropoese:				
Erythroblasten basophil		0,8—10,4	30,1	4,4
Erythroblasten polychrom		2,4—18,8		9,3
Erythroblasten oxyphil		6,2—28,6		16,4
Leuko- und Lymphopoese:				
Myelobiasten		0,2— 2,6		1,3
unreife Myelozyten (Promyelozyten)		1,4— 8,4		3,8
halbreife Myelozyten		2,3—10,6		5,7
reife Myelozyten		2,4—17,0		6,6
Metamylozyten		2,8—11,0		7,9
Neutrophile, stabkernige	48,2—65	35,0—50,6	58,1	40,9
Neutrophile, segmentk.		11,4—29,2		17,2
Eosinophile		1,8— 7,0		3,7
Basophile		0,0— 1,0		0,4
Monozyten		0,0— 4,4		1,5
Lymphozyten		1,6—19,0		11,0

Thrombopoese: Nur vereinzelte Megakariozyten pro Gesichtsfeld.

Es ist zu beachten, daß die Zahl der Granulozyten sich zu der der Erythroblasten wie 3 : 1 verhält, und die Summe der Stab- und Segmentkernigen zur Summe der unreifen Vorstufen der Granulopoese wie 2 : 1.

Durch physiologische und pathologische Einwirkungen verschiedener Art ändern sich sowohl die Menge als auch die prozentuale Zusammensetzung der Zellen des Blutes und des Knochenmarkes. Dabei können auch jüngere Reifestufen in das periphere Blut gelangen. Je nach Art des Reizes und der Reaktion von Blutzellen und blutbildendem Gewebe sind so zahlreiche Variationen möglich, daß hier nur auf einige der charakteristischen Veränderungen hingewiesen werden kann.

Bei erhöhtem Verbrauch der Erythrozyten, wie z. B. bei Blutungen oder Hämolyse, kommt es zu einer Anregung und Zunahme der Erythropoese im Knochenmark. Bei einem einmaligen und leichteren Blutverlust kommt es durch den geringen Reiz im wesentlichen zu einer Vermehrung der reiferen Erythroblasten. Bei anhaltenden, sich wiederholenden oder besonders starken Blutungen oder hämolytischen Schüben kommt es zu einer Vermehrung der Erythroblasten in allen Reifestufen und evtl. zu einem prozentualen Anstieg der unreifen Formen (Linksverschiebung).

---

* Auszählung siehe im Abschnitt Technik (S. 31)

Durch Beanspruchung der Granulozyten, wie z. B. bei vielen Infekten, kommt es zu einer Reizung und Vermehrung der Granulopoese. Die prozentuale Zusammensetzung der granulozytären Vorstufen kann sich dabei erheblich ändern.

Unter Einwirkung von bestimmten chemischen Stoffen, wie z. B. von Benzol oder von einigen Medikamenten, wie auch unter der Einwirkung von bestimmten Strahlen und auch von Allergenen und Toxinen, andererseits aber auch durch Mangel bestimmter Faktoren, die zum Aufbau der Zellen notwendig sind, kann es zu einer Schädigung der Zellen kommen.

Einige dieser schädigenden Noxen greifen vorwiegend die Vorstufen im Knochenmark an, wie z. B. die Mitosegifte, wobei im peripheren Blutbild noch nicht sogleich Veränderungen sichtbar werden; andere greifen vorwiegend die Zellen im peripheren Blut an.

Die verschiedenen Blutzellsysteme können unterschiedlich oder gleichartig auf diese Einwirkungen reagieren, so daß elektiv ein oder mehrere oder auch alle Blutzellsysteme nebeneinander beeinflußt werden. Dementsprechend kommt es im peripheren Blutbild zur Leukopenie, Anämie und Thrombopenie. Im Knochenmark kann dann gleichfalls die Leuko-, Erythro- oder Thrombopoese herabgesetzt sein; oft findet man aber auch eine Vermehrung der Vorstufen des geschädigten Systems. Dieser scheinbare Widerspruch kann auf die in diesem System schon beginnende Regeneration oder auch auf andere Ursachen (Reifungshemmung, Ausschüttungshemmung) zurückzuführen sein, auf die hier nicht näher eingegangen werden kann. Es ist somit verständlich, daß die verschiedensten Kombinationen von Vermehrung und Verminderung der Zellen im Knochenmark und in der Peripherie möglich sind.

Bei besonders starken Schädigungen, die auf alle Blutzellsysteme nebeneinander einwirken, kann es zur extremen Verminderung aller Blutzellen in der Peripherie und zu fast völligem Schwund ihrer Vorstufen im Knochenmark kommen (Panmyelophthise).

Durch pathologische Einwirkungen verschiedener Art kommt es jedoch nicht nur zu einer Änderung der Zahl und der prozentualen Zusammensetzung der Zellen im Mark und im peripheren Blut, es kann vielmehr auch zu morphologischen Veränderungen an den einzelnen Zellen kommen. Diese können so typisch ausgeprägt sein, daß allein auf Grund dieser Veränderungen diagnostische Schlüsse gezogen werden können. Auf solche morphologischen Charakteristika wird bei der Beschreibung der Abbildungen der pathologischen Zellen näher eingegangen.

Bemerkung. Bei den hämatologischen Routine-Untersuchungen sind für die einzelnen Zellarten und -formen Bezeichnungen gebräuchlich geworden, die nicht einer korrekten Nomenklatur entsprechen, wie z. B. „Stabkerniger" für Granulozyt mit stabförmigem Kern usw. Aus Zweckmäßigkeitsgründen wurde hier auf die Gebrauchssprache nicht ganz verzichtet.

Text zu den Tafeln

Die auf den Tafeln abgebildeten Zellen sind nach Ausstrichen gezeichnet, die nach der Pappenheim-Methode gefärbt sind. Soweit der Entwicklungsgang der einzelnen Zellreihen bekannt ist, und soweit es möglich war, sind die Zellen auf den Abbildungen ihrem Reifegrad entsprechend angeordnet.

Nur von einigen typischen Knochenmarkausstrichen sind auch Zellgruppen dargestellt. Die Zellen, die sich normalerweise im peripheren Blut finden, sind durch rote Umrandung gekennzeichnet.

TAFEL I

Die normale Hämatopoese

Granulopoese

Abb. 1. Der **Myeloblast** (Hämozytoblast nach Ferrata) ist die jüngste Zelle der granulozytären Reihen. Er hat einen Durchmesser von 10—16 μ. Sein runder oder leicht ovaler Kern nimmt den größten Teil der Zelle ein; er kann randständig, wie auf der Abbildung, oder allseitig von einem Protoplasmasaum umgeben sein. Das Chromatinnetz des Kernes ist feinmaschig; 2—3 bläulich gefärbte Nucleoli sind meist deutlich sichtbar. Das basophile Protoplasma zeigt eine verwaschene Struktur und enthält keine Granula. Die Myeloblasten sind nur in geringer Anzahl im Mark der Erwachsenen vertreten; ihr prozentualer Anteil erhöht sich auch kaum bei starken granulopoetischen Reaktionen, am ehesten noch im Mark von Kleinkindern. Stark vermehrt können sie bei myeloischen Leukämien vorkommen.

Reihe der neutrophilen Granulozyten

Abb. 2. Der **junge Promyelozyt.** Bau des Kernes und Farbe des Protoplasmas wie beim Myeloblasten, jedoch enthält das Protoplasma einige azurophile Granula.

Abb. 3. Der **reife Promyelozyt** ist die größte Zelle der neutrophilen Reihe. Das Chromatinnetz seines Kernes ist etwas gröber als das des Myeloblasten. 1—2 Nucleoli sind auch hier erkennbar. Der basophile Protoplasmasaum ist breit und hat an einer Stelle in der Nähe des Kernes eine leichte rötliche Aufhellung. Die azurophilen Granula sind grob und dicht.

Abb. 4. Der unreife Myelozyt. Das Chromatinnetz seines Kernes ist meist noch etwas gröber als beim reifen Promyelozyten. Das Protoplasma ist graublau — Zeichen der beginnenden Oxyphilie —. Die Granula sind feiner als beim reifen Promyelozyten, z. T. noch azurophil, z. T. schon neutrophil.

Abb. 5. Plasmaabschnürungen verschiedener Zellen können in Knochenmarkausstrichen vorkommen. Diejenigen, die vom Promyelozyten abstammen, wie auf der Abbildung, oder vom unreifen Myelozyten, dürfen nicht mit Thrombozyten verwechselt werden, von denen sie sich durch die schärfere Begrenzung und die ungleichmäßigere Färbung des Protoplasmas unterscheiden.

Abb. 6. Der reife Myelozyt hat einen runden oder ovalen, manchmal auch leicht eingebuchteten Kern mit gröberem Chromatinnetz. Nucleoli sieht man meist nicht. Das Protoplasma ist oxyphil, die Granula sind feinkörnig, neutrophil.

Abb. 7. Der **jugendliche Granulozyt** (Metamyelozyt). Der Kern ist nierenförmig und hat eine leicht schollige Struktur. Das Protoplasma ist oxyphil und die Granula neutrophil und fein wie beim Myelozyten.

Abb. 8—9. Der **stabkernige Granulozyt.** Der Kern hat die Form eines ungleichmäßigen Stabes mit Verjüngungen an zwei bis drei Stellen. Die Kernstruktur kann noch der des Jugendlichen entsprechen oder, bei weiterer Reifung, auch viel dichter und pyknotischer sein. Das Protoplasma ist ebenfalls oxyphil, die feinen Granula neutrophil.

Abb. 10. Der **segmentkernige Granulozyt** unterscheidet sich vom stabkernigen dadurch, daß sein Kern in Segmente unterteilt ist, die nur noch durch dünne Fäden miteinander verbunden sind. Normalerweise kommen Zellen mit 3—4 Kernsegmenten am häufigsten vor.

Am segmentierten Kern von Leukozyten läßt sich ein morphologischer Geschlechtsunterschied in Form eines kleinen, trommelschlegelartigen Anhanges — „drumstick" — der bei weiblichen Individuen vereinzelt vorkommt, finden. Die praktische Auswertung setzt ausreichende Erfahrung voraus.

Reihe der eosinophilen Granulozyten

Abb. 11. Der **eosinophile Promyelozyt** ähnelt im Bau des Kernes und der Farbe des Protoplasmas dem neutrophilen Promyelozyten, jedoch sind seine zahlreichen groben Granula entweder wie auf der Abbildung dunkel-basophil, z. T. oxyphil, und in geringer Anzahl azurophil, oder das Protoplasma enthält nur grobe azurophile (gröbere als der neutrophile Promyelozyt) und oxyphile Granula.

Abb. 12. Der **eosinophile Myelozyt.** Das leicht basophile Protoplasma enthält grobe oxyphile Granula, zwischen denen auch einige basophile Granula liegen können. Die Kernstruktur ist meist schwer erkennbar, da die Granula auch über dem Kern liegen.

Abb. 13. Der **eosinophile Segmentkernige** hat normalerweise nur 2, seltener 3, größere, runde bis leicht ovale Kernsegmente, die durch einen kurzen Faden miteinander verbunden sind. Das Protoplasma ist schwach basophil oder oxyphil. Die groben Granula sind oxyphil. Ihre Farbtönung ist abhängig von der Wasserstoffionenkonzentration des bei der Färbung angewandten Wassers und variiert in den Tönen von leuchtend rot bis rotbraun.

Vermehrung der eosinophilen Zellen findet man im Blut und Knochenmark bei Lymphogranulomatose, bei Wurminfektionen und anderen allergischen Reaktionen.

Reihe der basophilen Granulozyten

Abb. 14. Der **basophile Promyelozyt.** In Kernstruktur und Protoplasmafärbung ähnelt die Zelle dem neutrophilen Promyelozyten, jedoch ist sie kleiner als dieser und ihr Protoplasma enthält sehr grobe, meist nicht sehr zahlreiche, dunkelazurophile Granula.

Abb. 15. Der **basophile Myelozyt** hat einen grobstrukturierten Kern, der meist von dichten Granula überdeckt ist. Das Protoplasma ist schwach basophil und enthält zahlreiche basophile Granula.

Abb. 16. Reiferer **basophiler Granulozyt** mit eingebuchtetem Kern. Das Protoplasma ist oxyphil. Die basophilen Granula sehen zum Teil verwaschen aus.

Nach Fixation mit reinem Methylalkohol werden die Granula der Basophilen ausgewaschen. Die Stellen, aus denen die Granula herausgelöst sind, erscheinen als Vakuolen. Das Protoplasma kann dabei einen violetten Ton annehmen. Bei der Färbung nach Pappenheim (Fixation mit May-Grünwald) bleiben die Granula besser erhalten.

Basophile findet man im Blut und Knochenmark meist nur vereinzelt. Vermehrt sind sie bei Polycythaemia vera und bei myeloischen Leukämien, hierbei sieht man auch solche mit ausgeprägt segmentierten Kernen; auch besonders kleine Formen fallen hier häufiger auf.

Die Granula aller Zellen der Granulopoese geben eine positive Oxydase- bzw. Peroxydase-Reaktion mit Ausnahme der Basophilen, die z. T. negativ reagieren. Bei den Myeloblasten ist die Reaktion negativ; nur wenn sie bereits (durch Pappenheim-Färbung nicht nachweisbare) Progranulation enthalten, fällt sie auch bei ihnen positiv aus.

Monozyten

Abb. 17—20. Der **Monozyt** entspricht in der Größe ungefähr dem reifen Promyelozyten. Sein Kern kann rund, eingebuchtet, gelappt oder auch stabförmig sein. Das lockere Chromatinnetz erscheint faltig. Das Protoplasma ist rauchblau bis violett, zart strukturiert und enthält eine feine azurophile Granulation (azurophile Bestäubung). Die Oxydase- bzw. Peroxydase-Reaktion ist meist schwach positiv.

Normalerweise findet man im Knochenmark nur vereinzelte oder auch gar keine Monozyten. Vermehrt sind sie manchmal bei Infekten und Tumoren. Im Blut sind sie u. a. vorübergehend vermehrt bei Infekten (monozytäre Abwehrphase) und bei manchen Agranulozytosen.

Lymphozyten

(Zellen und Zellenbeschreibung siehe Tafel IV und den dazugehörigen Text).

Im normalen Knochenmark findet man immer einige Lymphozyten. Vermehrt sind sie bei lymphatischen Reaktionen und hauptsächlich bei lymphatischen Leukämien, wo man sie flächenhaft liegend sehen kann. Auch bei Agranulozytosen und Panmyelopathien sieht man sie vermehrt.

Erythropoese

Abb. 21. Der **Proerythroblast** ist die jüngste Zelle der roten Reihe. Sein Kern ist rund und allseitig von einem Protoplasmasaum umgeben. Das dichte Chromatinnetz hat eine feinkörnige Struktur. Die Nucleoli sind meist weniger deutlich sichtbar als beim Myeloblasten, und der Farbton des Kernes geht etwas mehr ins Rötliche. Im basophilen, dunklen, leicht maschigen Protoplasma sieht man öfter am Kern eine schmale, rötlich schimmernde Aufhellung.

Abb. 22—23. Die Größe der **basophilen Erythroblasten** ist sehr unterschiedlich. Sie können fast so groß sein wie die Proerythroblasten, während ihre kleinsten Formen ungefähr die Größe der kleinen Lymphozyten haben. Ihre Kerne haben eine gröbere Chromatinstruktur als die der Proerythroblasten; häufig ist eine Radspeichenstruktur angedeutet. Der schmale Protoplasmasaum ist dunkel, basophil, oft zipfelig ausgezogen.

Abb. 24—26. Die **polychromen Erythroblasten** differieren ebenfalls stark in der Größe. Die großen Formen werden als Makroblasten bezeichnet. Die Kerne haben meist Radspeichenstruktur. Das Protoplasma, das schon hämoglobinhaltig ist, variiert in der Färbung, je nach Reife, von grau-violett bis grau-rosa.

Die basophilen und polychromen Erythroblasten findet man in den Knochenmarkausstrichen oft nestförmig gelagert.

Abb. 27. Der **reife Erythroblast** hat einen pyknotischen, dunkelvioletten Kern, der meist exzentrisch liegt. Das Protoplasma ist schon stark mit Hämoglobin beladen und enthält nur noch geringe Mengen der basophilen Substanz. An der Verformung der Zelle erkennt man die beginnende Kontraktionstätigkeit, die zur Kernausstoßung führt.

Abb. 28—29. Entkernungsfiguren: Infolge der intensiven Protoplasmakontraktion erscheint die Zelle klein, das Protoplasma gefaltet und wellig. Der pyknotische Kern ist an den Rand der Zelle gepreßt (Abb. 28). In Abb. 29 ist der Kern schon zum Teil aus der Zelle herausgetreten und hat dabei eine sich verjüngende Form angenommen. Das faltige Protoplasma ist hämoglobinhaltig und noch leicht polychrom. Durch die Subvitalfärbung läßt sich die substantia granulofilamentosa nachweisen, ähnlich wie in den jungen Erythrozyten (Proerythrozyten).

Abb. 30. Der **polychrome Erythrozyt** ist ein jugendlicher Erythrozyt, der noch geringe Mengen der basophilen Substanz enthält.

Abb. 31. Der reife Erythrozyt (Normozyt) ist oxyphil und weist bei der Subvitalfärbung keine substantia granulofilamentosa mehr auf. Er ist annähernd rund und hat in der Mitte eine Aufhellung. Sein Durchmesser beträgt etwa 7,4 μ.

Mitosen

Je nach der Regenerationsaktivität des Knochenmarkes findet man mehr oder weniger Mitosen in den verschiedenen Formen und Reifestufen der Zellen. Aus der Vielzahl der vorkommenden Mitosebilder sind hier nur einzelne herausgegriffen.

In der Granulopoese liegt der Hauptanteil der Mitosen bei den Promyelozyten und Myelozyten. Mitosen von Myeloblasten sieht man selten.

Abb. 32. Prophase eines Promyelozyten: Die Kernmembran ist aufgelöst, die einzelnen Chromosomen sind noch nicht sicher voneinander abzugrenzen. Das zwischen den Chromosomen liegende Protoplasma ist aufgehellt.

Abb. 33. Metaphase eines Promyelozyten: Die Chromosomen sind zum Monaster angeordnet. Sie sehen hier leicht verwaschen aus.

Abb. 34. Anaphase eines Promyelozyten: Es haben sich Diaster gebildet, die schon etwas auseinandergerückt sind.

Abb. 35. Telophase eines unreifen Myelozyten: Das graublaue Protoplasma hat sich bereits durchgeschnürt. Es beginnt die Rekonstruktion der beiden neuen Kerne.

Abb. 36. Metaphase eines reifen Myelozyten: Die Chromosomen ähneln denen des Promyelozyten. Das Protoplasma ist oxyphil, die Granula sind neutrophil.

Im normalen Knochenmark findet man in der Erythropoese hauptsächlich Mitosen der Polychromen. Bei stärkerer Regeneration der Erythropoese sieht man jedoch oft auch Mitosen von Erythroblasten jüngerer Reifestufen und von Proerythroblasten.

Abb. 37. Frühe Prophase eines basophilen Erythroblasten: Die Kernmembran ist aufgelöst, die Chromosomen zum Teil schon erkennbar.

Abb. 38. Metaphase eines basophilen Erythroblasten: Die kurzen, feinen, deutlich voneinander getrennten Chromosomen sind in Monasterform angeordnet. Das Protoplasma erscheint körnig.

Abb. 39. Anaphase eines basophilen Erythroblasten: Die Diaster sind schon auseinander gerückt; die einzelnen Chromosomen sind nicht deutlich zu erkennen. Das körnig erscheinende Protoplasma zeigt schon eine Einschnürung. Gelegentlich kommt es vor, daß man, wie auf der Abbildung, im Protoplasma eine angedeutete Spindel sieht.

Abb. 40. Telophase eines Proerythroblasten: Das körnig erscheinende Protoplasma ist bis auf ein kleines Verbindungsstück durchgeschnürt, die Rekonstruktion der Kerne scheint zu beginnen.

Abb. 41. Mitose eines polychromen Erythroblasten: Bei den Mitosen der kleineren polychromen Erythroblasten findet man oft die Chromosomen so eng gelagert, daß eine genaue Differenzierung des Mitosestadiums nicht möglich ist.

Abb. 42. Mitose eines Promegakariozyten in Prophase: Die Zelle enthält einen mehrfachen Satz von Chromosomen, die relativ kurz und plump sind. Das Protoplasma hat eine rosa Aufhellung.

Thrombopoese

Nach den Untersuchungen von Wright werden die Thrombozyten von den Megakariozyten gebildet.

Wie in der Einführung bereits erwähnt, nehmen in der megakariozytären Reihe die Zellen bei der Reifung an Größe zu. Die jüngste Zelle, der Megakarioblast, ist in der frühesten Stufe nicht viel größer als der Myeloblast. Durch einen besonderen Verlauf der Mitose, bei der nach der Spaltung der Chromosomen die Teilung nicht regelrecht weiterverläuft, entstehen große, polyploide Zellen mit großem Kern, manchmal auch solche mit mehreren Kernen.

Abb. 43. In der Abbildung ist ein großer **Megakarioblast** dargestellt, dessen dunkelvioletter Kern den größten Teil der Zelle einnimmt. Die Kernstruktur ist kaum erkennbar. Nucleoli sind nicht zu sehen. Das Protoplasma ist dunkel, basophil, granulafrei und hat zungenförmige Ausläufer.

Abb. 44. Bei der weiteren Reifung und Zunahme der Größe wird das Protoplasma heller, der Kern buchtet sich ein. Bei dem **Promegakariozyten** ist die Einbuchtung oft noch nicht so deutlich ausgeprägt, wie man bei reiferen Formen findet. Der Kern hat hier eine ziemlich grobmaschige Chromatinstruktur. Meist sieht man mehrere Nucleoli. Das Protoplasma hat eine oxyphile Aufhellung in der Nähe des Kernes.

Abb. 45—47. Bei den **Megakariozyten,** die die größten Zellen dieser Reihe sind, ist der Kern meist mehrfach gelappt. Das Protoplasma ist meist basophil (Abb. 45), manchmal auch oxyphil. Die Form des Megakariozyten zeigt zahlreiche Variationen und kann auch polypenartige Fortsätze haben (Abb. 47). Das Protoplasma enthält eine feine azurophile Granulation, die bei einem Teil der Megakariozyten gefeldert angeordnet sein kann. An den Megakariozyten sieht man oft Thrombozyten liegen (Abb. 46).

Abb. 48. Die **Thrombozyten** (Blutplättchen) haben meist einen Durchmesser von 1—3 μ. Ihre Form ist verschiedenartig: elliptisch, rund oder auch langgestreckt. Es kommen (normalerweise jedoch nur vereinzelt) auch Riesenformen vor, die fast die Größe eines Normozyten erreichen, oder auch besonders langgestreckte, kettenartige, schmale Gebilde, deren Länge 15 μ und mehr betragen kann.

Die Thrombozyten bestehen aus einem homogenen blauviolett gefärbten Hyalomer und dem körnigen, azurophil gefärbten Granulomer, das schwächer oder stärker ausgeprägt sein kann und oft leicht verwaschen aussieht.

Die Verteilung der Megakariozyten im Ausstrich ist sehr ungleich. Eine deutliche Vermehrung sieht man häufig bei Infekten, z. B. bei der Tuberkulose, bei Tumoren und ganz besonders bei chronisch myeloischen Leukämien und bei Polyzythämien, bei denen außerdem die Vielgestaltigkeit dieser Zellen besonders auffällt. Auch bei Morbus Werlhof, einer Thrombopenie, kommen vermehrt Megakariozyten vor.

TAFEL II

Die anomalen und pathologischen Zellen der Hämatopoese

Abnorme Leukozyten

Abb. 1—3. Die Pelgersche Kernanomalie. Im Blutbild bei Pelgerscher Kernanomalie fallen vor allem die bisegmentierten Granulozyten mit ihren plumpen Segmenten und die vielen Stabkernigen, die höchstens an einer Stelle des Kernes eine Verjüngung zeigen (Hantelform), auf. Die normalen Segmentkernigen fehlen. Im Knochenmark sieht man eine Vermehrung der Myelozyten. In allen Formen, vom reifen Myelozyten bis zum Bisegmentierten, findet man auch eine typische Veränderung an den Kernen: Sie sind kleiner und gedrungener als die der normalen Zellen und haben eine grobschollige Struktur.

Das vermehrte Vorkommen der Stabkernigen im Blut und der Myelozyten im Knochenmark darf hier nicht im Sinne einer Linksverschiebung, wie etwa bei Infekten, gedeutet werden.

Abb. 4—6. Als **„toxische Granulation“** bezeichnet man eine vermehrte und intensiver gefärbte Granulation der neutrophilen Zellen.

Abb. 7. Reifungsdiskrepanz. Bei pathologischen Prozessen, wie z. B. bei schweren Infekten, kann es zu einer Reifungsdiskrepanz zwischen Plasma und Kern kommen. Die hier abgebildete Zelle hat einen Kern, der dem eines jungen Stabkernigen entspricht; das Protoplasma ist noch basophil und die Granulation azurophil.

Abb. 8. Doehlesche Körperchen: Im Protoplasma des abgebildeten Stabkernigen sieht man zarte, kleine, blaue Einschlüsse, sog. Doehlesche Körperchen, die bei verschiedenen Erkrankungen vorkommen können. Fast immer findet man sie beim Scharlach.

Abb. 9. Vakuolen im Plasma der Neutrophilen: Bei schweren Infekten und Intoxikationen können die Neutrophilen im Blut und Knochenmark Vakuolen enthalten. Die abgebildete Zelle stammt aus einem Knochenmarkausstrich einer akuten gelben Leberatrophie.

Abb. 10—11. Riesenstabkernige und Riesenjugendliche findet man vor allem im Knochenmark bei perniziösen Anämien, gelegentlich vereinzelt auch bei anderen Erkrankungen, wie z. B. bei Tumoren und Eisenmangelanämien. Es sind große

Zellen mit einem auffallend großen hellen Kern von unregelmäßiger Gestalt, an einen plumpen Stab erinnernd. Das Chromatinnetz des Kernes ist locker und unregelmäßig. Das Protoplasma neutrophil.

Abb. 12. Übersegmentierte Granulozyten: Der Kern hat mehr als fünf Segmente. Diese Zellen sind typisch für perniziöse Anämien, kommen aber auch z. B. bei Tumoren vor.

Leukämien (Leukosen)

Bei chronisch myeloischen Leukämien findet man im Blut Leukozytenzahlen, die von normalen Werten bis zu Werten um einige Hunderttausend schwanken können. Die Differentialzählung ergibt eine kontinuierliche Linksverschiebung, oft bis zum Myeloblasten. Die Basophilen und die Eosinophilen sind häufig vermehrt. Auffällig sind hierbei die hohen Thrombozytenzahlen (bis zu 2 Millionen im cmm). Die Zahl der Erythrozyten und die Hb-Werte fallen beim Fortschreiten der Krankheit.

Im Knochenmark fällt der Zellreichtum auf. Vermehrt sind alle Reifestufen der Granulopoese und meist auch die Megakariozyten, die häufig in Gruppen angeordnet liegen. Oft sieht man hierbei auch Plasmaabschnürungen von unreifen Formen der Granulopoese.

Je schwerer das Krankheitsbild, umso stärker ist die Zunahme des Anteiles der unreifen Formen im Knochenmark und im Blute, und umso mehr atypische Zellen (mit mehr oder weniger ausgeprägter Reifungsdiskrepanz, häufig mit verminderter Granulation und mit Kernanomalien) kommen vor. Einzelne Abbildungen vermögen nicht die Vielzahl der vorkommenden Atypien wiederzugeben, darum ist hier davon abgesehen worden. (Leukämische Blutbilder mit Werten bis zu 100000, meist mit gleichzeitigem Auftreten von Erythroblasten, kommen auch bei Osteomyelosklerosen vor. Knochenmarkpunktion ergibt hier oft kaum Material.)

Auch bei akuten Leukämien ist die Zahl der Leukozyten im Blut unterschiedlich. Es kommen sowohl leukopenische als auch leukotische Werte vor. Für die Zusammensetzung des Blutbildes der akuten myeloischen Leukämien ist der Hiatus leukämikus charakteristisch, d. h. das Vorhandensein ganz unreifer und ganz reifer Elemente ohne die Zwischenstufen. Die unreifen Zellen zeigen meist auffallende pathologische Abwandlungen; man bezeichnet sie als Paraformen. Bei schweren leukopenischen Fällen der akuten Myeloblastenleukämien sieht man unter Umständen im peripheren Blut fast nur Lymphozyten und nur vereinzelt Myeloblasten.

Das Knochenmark setzt sich bei den akuten myeloischen Leukämien aus den jüngsten Zellen der myeloischen Reihe zusammen. Charakteristisch ist, daß von Fall zu Fall die leukämischen Zellen des Markes als auch des Blutes unterschiedliches Gepräge haben, was sowohl den Reifegrad als auch den Charakter der pathologischen Abwandlungen betrifft. Es ist manchmal schwer, mit Sicherheit die pathologischen Myeloblasten von den pathologischen Lymphoblasten zu unterscheiden, um so mehr als bei Myeloblasten, die noch keine Progranulation haben, die Peroxydase-Reaktion auch negativ ausfällt. Man kann im Zweifelsfall die Zellen als Leukoblasten (nach K. Rohr) bezeichnen.

Auf der Tafel sind einige Zellgruppen aus dem Knochenmark verschiedener Fälle von akuten myeloischen und von einer chronisch lymphatischen Leukämie abgebildet.

Abb. 13. Akute Para-Myeloblasten-Leukämie: Diese Myeloblasten differieren vor allem in der Größe. Das Chromatinnetz ihrer Kerne ist hier etwas lockerer als bei den normalen Myeloblasten, und die Nucleoli sind auffallend groß. Das Protoplasma hat am Kern eine schwach rosa schimmernde Aufhellung. Die Peroxydasereaktion war in diesem Falle positiv.

Abb. 14. Eine andere **akute Para-Myeloblasten-Leukämie,** bei der die Zellen stark pathologisch abgewandelt sind. Die Kerne, die ein feines Chromatinnetz und gut sichtbare Nucleoli haben, haben eine unregelmäßige Gestalt, z. T. sind sie eingebuchtet. Es kommen auch mehrkernige Zellen vor (rechts oben). Unten rechts eine Myeloblastenmitose in Metaphase.

Abb. 15. Akute Para-Promyelozyten-Leukämie: Die Zellen differieren besonders stark in Größe und Gestalt. Die Kerne sind auch hier stark eingebuchtet, und z. T. sind die Zellen mehrkernig. Das Protoplasma enthält Granula, und in vielen Zellen außerdem **Auerstäbchen,** die in diesem Fall besonders lang sind und z. T. aus dem Protoplama herausragen.

Abb. 16. Akute Leukämie mit pelgeroiden Zellen: In diesem Mark sind die jungen Promyelozyten (mit beginnender Granulation) stark vermehrt. Die reiferen Zellen weichen von der Norm ab: Der Myelozyt hat eine Vakuole im Kern und verringerte Granulation. Die noch reiferen Zellen (untere Reihe rechts) haben Kerne, die denen bei Pelgerscher Kernanomalie ähneln. Die Kernfelderung ist vielleicht noch ausgeprägter. Oft fehlt die Granulation. Dann sind diese Zellen schwer von den reiferen Erythroblasten abzugrenzen, da die oxyphilen Erythroblasten, besonders ihre Kerne, bei Leukämien auch atypisch sein können. Unten links eine Myeloblastenmitose in Metaphase.

Abb. 17. Akute Mikromyeloblasten-Leukämie: Das Knochenmark enthält hier vorwiegend Mikromyeloblasten, die man schwer von Lymphozyten abgrenzen kann, die sich von diesen aber doch durch die Kernstruktur unterscheiden. Außerdem sieht man einige Myeloblasten normaler Größe.

Abb. 18. Chronisch lymphatische Leukämie: Hierbei findet man im fortgeschrittenen Stadium im Knochenmarkausstrich flächenweise Lymphozyten liegen, dazwischen vereinzelte Lymphoblasten. Auf der Abbildung sind Lymphozyten verschiedener Reife dargestellt, unten links ein Lymphoblast; daneben ein langgestreckter Lymphozyt (Bewegungsform).

Megaloblastische Erythropoese

Bei der perniziösen Anämie kommt es zu charakteristischen Veränderungen aller drei Zellsysteme, die am deutlichsten in der Erythropoese, welche megaloblastisch umgewandelt ist, in Erscheinung treten.

Bei den jüngsten Vorstufen, den Promegaloblasten, sind die Merkmale dieser Umwandlung noch nicht so stark ausgeprägt. Bei der Reifung werden die Abweichungen deutlicher und sind in bezug auf Zellgröße, Zellform, Plasmareifung und Kernstruktur so vielseitig, daß es mehr Schwierigkeiten macht als bei der normalen Erythropoese, den Reifungsgang kontinuierlich darzustellen.

Die Zellen der megaloblastischen Reihe sind im allgemeinen größer als die der normalen Erythropoese. Das Protoplasma scheint schneller zu reifen als der Kern, so daß Zellen mit jungem, feinmaschigem Kern oft schon reiferes, schwach basophiles oder sogar polychromes, hämoglobinhaltiges Protoplasma haben, welches hierbei häufig einen charakteristischen grauen, bleiernen Farbton annimmt. Die Relation Kern/Plasma verschiebt sich frühzeitiger und stärker als in der normalen Erythropoese zugunsten des Protoplasmas. Die Zellform ist oft unregelmäßig und wird mit der Reifung oval.

Die Chromatinstruktur der Kerne ist lockerer als bei den Erythroblasten, und die Kerne sehen dadurch heller aus. Häufig weist das weitmaschige Chromatinnetz Verklumpungen auf (getigerte Kerne). Öfter sieht man auch Kernabsprengungen. Der reife Megaloblast ist oval und größer als der Normoblast. Sein Kern ist wie bei diesem pyknotisch, das Protoplasma stärker hämoglobinhaltig, oxyphil und oft ohne einen Rest der Basophilie. Nach dem Kernverlust entstehen die oval geformten Megalozyten.

Für Knochenmarkausstriche ist charakteristisch die Vermehrung der lymphoiden Retikulumzellen, das Auftreten von Megaloblasten, riesenstabkernigen Granulozyten und von Megakariozyten mit übersegmentierten Kernen. In schweren Fällen sieht man die lymphoiden Retikulumzellen, die hier besonders große Kerne haben, und die Megaloblasten aller Reifestufen in Flächen liegen. Atypische Formen der Megaloblasten und ihrer Mitosen sind häufig.

Für das Blutbild der perniziösen Anämie sind die, je nach Schwere der Erkrankung, in geringerer oder größerer Anzahl vorhandenen Megalozyten charakteristisch. Bei schweren Fällen besteht starke Anisozytose, Poikilozytose, evtl. finden sich auch Megaloblasten im Blut. Die neutrophilen Granulozyten sind zum Teil übersegmentiert. Die Zahl der roten Blutkörperchen ist gesenkt wie auch die der Leukozyten, und bei schweren Fällen auch die der Thrombozyten. Der Färbeindex ist erhöht.

Abb. 19. Der **Promegaloblast,** die jüngste Zelle der megaloblastischen Reihe ist meist größer als der Proerythroblast. Sein Kern hat ein lockeres Chromatinnetz; Nucleoli sind gut erkennbar. Das Protoplasma ist basophil, leicht maschig, körnig strukturiert mit einer Aufhellung am Kern.

Abb. 20—21. Junge Megaloblasten mit jungen Kernen, deren Protoplasma schon Zeichen der Reifung zeigt.

Abb. 22—24. Megaloblasten mit getigerten Kernen: In Abbildung 22 ein großer Megaloblast, dessen weitmaschiges, lockeres Chromatinnetz an einigen Stellen verklumpt ist. Neben dem Kern liegt eine Kernabsprengung. Das leicht basophile Protoplasma ist bereits oxyphil aufgehellt. In Abbildung 23 ein polychromer, ovaler Megaloblast mit einem ovalen Kern, der ein weitmaschiges, teilweise verklumptes Chromatinnetz hat. Neben dem Kern ebenfalls eine Kernabsprengung. In Abbildung 24 ein großer, unregelmäßig geformter, ovaler Megaloblast, dessen Protoplasma schon stark mit Hämoglobin beladen ist und nur wenig basophile Substanz enthält. Die Kern—Plasmarelation ist deutlich zugunsten des Protoplasmas verschoben. Das Chromatinnetz des Kernes hat viele Verklumpungen.

Abb. 25. Megaloblast mit Kernabsprengungen: Neben dem relativ kleinen Kern, dessen Chromatinnetz teilweise stark verklumpt ist, sieht man viele Kernabsprengungen. Das polychrome Protoplasma enthält viel Hämoglobin.

Abb. 26—29. Entkernungsfiguren: Die Megaloblasten verlieren ihre Kerne wie die Erythroblasten auch durch Ausstoßung; jedoch verläuft der Vorgang hier nicht ganz regelmäßig. Die Kerne nehmen bei der Ausstoßung oft bizarre Formen an und werden in zwei oder mehreren Teilen ausgestoßen. In Abbildung 26 ein Megaloblast mit extrem exzentrischem Kern. Das Protoplasma ist leicht faltig und stark mit Hämoglobin beladen. In Abbildung 27 ein reifer Megaloblast mit pyknotischem, exzentrisch gelegenem Kern. Das hämoglobinhaltige Protoplasma ist hier leicht kontrahiert. In Abbildung 28 ein reifer Megaloblast mit halb ausgestoßenem Kern. Die Zelle hat eine ovale Form. In Abbildung 29 ein Megaloblast mit unreifem Protoplasma und halb ausgestoßenem Kern. Der Kern hat eine unregelmäßige Gestalt.

Abb. 30. Polychromer Megalozyt: Nach der Ausstoßung des Kernes entsteht der Megalozyt, der zu Beginn auch polychrom sein kann.

Abb. 31. Der **oxyphile Megalozyt** unterscheidet sich von dem Normozyten durch seine Größe (8 μ und mehr), durch seine ovale Form und dadurch, daß er meistens intensiver gefärbt ist.

Abb. 32. Polychromer Megaloblast mit besonders abnormem Kern.

Abb. 33. Karyorhexis: Zellen mit zerfallenden Kernen sieht man gelegentlich im Blut und Knochenmark von unbehandelten perniziösen Anämien.

Abb. 34—35. Megaloblasten mit stark atypischen Kernen, wie man sie öfter im Knochenmark bei perniziösen Anämien sieht.

Mitosen von Megaloblasten

Die Chromosomen der Megaloblasten sind feiner und länger als die Chromosomen der Erythroblasten. Atypische Formen kommen häufiger vor.

Abb. 36. Späte Prophase eines Promegaloblasten: Die schlanken Chromosomen liegen noch in einem lockeren Knäuel in einem aufgehellten Gebiet des Protoplasmas. Das basophile Protoplasma erscheint körnig.

Abb. 37. Späte Metaphase eines Promegaloblasten: Die langen, schlanken Chromosomen sind in Monasterform gelagert. Das Protoplasma hat eine körnige Struktur.

Abb. 38. Anaphase eines Promegaloblasten: Die Diaster sind schon auseinander gerückt. Die Chromosomen der einzelnen Sterne liegen dicht beieinander, sind aber nicht so verbacken wie man sie oft bei den Erythroblasten in diesem Mitosestadium findet.

Abb. 39. Anaphase eines polychromen Megaloblasten: Die Diaster beginnen auseinander zu rücken. Die Chromosomen sind schlank. Das Protoplasma sieht auch hier gekörnt aus.

Abb. 40. Eine atypische Metaphase eines basophilen Megaloblasten.

Abb. 41. Eine mehrpolige Anaphase eines Gigantoblasten.

Abb. 42. Eine atypische Metaphase (Äquatorialplatte) eines polychromen Gigantoblasten.

Abb. 43. Eine atypische Metaphase eines Megaloblasten mit abgesprengten Chromosomen.

Mehrkernige Erythroblasten aus dem Knochenmark von Erythroleukämien

Abb. 44—45. Bei Erythroleukämien findet man im Knochenmark eine vermehrte Granulo- und Erythropoese, wobei in beiden Reihen starke Linksverschiebungen mit Vorherrschen der jüngsten Stufen vorkommen können. Unter den Erythroblasten finden sich, wie auch in der Granulopoese, stark atypische Formen. Die Erythroblasten können Megaloblasten ähnlich sein. Oft sind auch mehrkernige Erythroblasten zu finden.

Das Blutbild ähnelt dem der Leukämie, jedoch kommen hier besonders viel kernhaltige rote Blutzellen vor, die manchmal die Zahl der weißen Zellen übersteigen.

Abb. 46. Megakariozyt aus dem Mark einer perniziösen Anämie: Bei der perniziösen Anämie sind die Megakariozytenkerne zum Teil übersegmentiert und zeigen dann häufig eine traubenförmige Anordnung der Segmente.

TAFEL III

Zellen aus dem retikulohistiozytären Anteil des Knochenmarkes

Lymphoide Retikulumzellen; Phagozytierende Retikulumzellen; Gewebsmastzellen; Ferratazelle; Fettstromazellen; Retikuläre Plasmazellen; Stück einer Kapillare

Abb. 1—4. Die **lymphoiden Retikulumzellen** haben ein zart hellblaues Plasma, das nach außen meist kaum abzugrenzen ist. Oft liegen sie in Gruppen oder Verbänden. Man unterscheidet große und kleine lymphoide Retikulumzellen. Die Kerne der großen (Abb. 1) haben einen Durchmesser von etwa 9—12 μ; ihr Chromatinnetz ist locker, und meist sieht man 1—2 blaue Nucleoli. Die Kerne der kleinen lymphoiden Retikulumzellen (Abb. 2 u. 3) entsprechen in der Größe ungefähr den Kernen der kleinen Lymphozyten. Der Bau des Kernes kann dem der großen lymphoiden Retikulumzelle entsprechen, kann aber auch leicht schollig sein, so daß die Zellen dann schwer von Lymphozyten abzugrenzen sind. Beim Ausstreichen werden oft die Kerne aus dem Protoplasma herausgezerrt und liegen dann als „Nacktkerne" im Präparat. In Präparaten, in denen die Markbröckel beim Ausstreichen gut ausgebreitet wurden, sind die lymphoiden Retikulumzellen leicht auffindbar. Ihre Anzahl ist erhöht bei Anämien, die mit starker Regeneration der Erythropoese einhergehen. Besonders zahlreich kann man sie finden beim hämolytischen Ikterus und bei der perniziösen Anämie, bei der sie besonders große Kerne haben (Abb. 4). Man sieht hier zwischen den drei Kernen eine Mitose. Die Chromosomen liegen fischzugartig angeordnet. Wahrscheinlich werden sie, da die Zellen nicht abgegrenzt sind, beim Ausstreichen aus ihrer natürlichen Anordnung gezerrt.

Abb. 5—7. Phagozytierende Retikulumzellen können einen Durchmesser bis zu 40 μ und mehr haben. Der Kern ist meist oval, manchmal leicht eingebuchtet und oft exzentrisch gelagert; er ähnelt in der Struktur dem Kern der großen lymphoiden Retikulumzelle. Bei älteren Zellen kann er auch pyknotisch sein. Das Protoplasma hat eine hellblaue bis graue Färbung und ist unregelmäßig geformt. Die Zellgrenzen sind nicht immer deutlich erkennbar. Das Protoplasma kann verschiedenartige Einschlüsse enthalten, wie Zellen oder Zellreste u. a. und ist oft vakuolisiert. Bei Speicherung von Lipoiden bezeichnet man sie als Lipophagen (Abb. 7).

Abb. 8—9. Die **Gewebsmastzellen** können rund oder vielgestaltig, oft auch spindelig sein. In den langgestreckten Formen ist auch der Kern länglich, sonst ist er rund. Er hat eine verwaschene, kompakte Struktur. Das Protoplasma der Zelle ist ausgefüllt mit groben, gleichmäßigen, dunkelviolett gefärbten Granula, die nach Methylalkohol-Fixation in Wasser unlöslich sind. Durch diese Eigenschaft unterscheiden sie sich von den Granula der Zellen der basophilen Reihe (Blutmastzellen), die außerdem auch ungleichmäßiger und auch noch gröber sind.

Die Gewebsmastzellen sind nicht in jedem Knochenmarkausstrich zu finden. In den meisten Fällen sieht man nur einzelne, die dann oft in der Nähe der Blutkapillaren, an retikulumreichen Stellen liegen. Vermehrt sind sie manchmal bei Panmyelopathien, gelegentlich auch bei perniziösen Anämien. Fast immer sieht man sie vereinzelt bei lymphatischen Leukämien.

Abb. 10. Als **Ferrata-Zelle** wird eine große Zelle mit großem, locker und grob strukturiertem Kern und leicht basophilem Protoplasma bezeichnet. Ferrata selbst nannte sie Hämohistioblast. Andererseits wird aber auch angenommen, daß es sich, mindestens bei einem Teil dieser Zellen, um Artefakte handelt (zerquetschte Promyelozyten und Myelozyten).

Abb. 11. Fettstromazellen: Je nach Alter und Zustand des Menschen enthält das Knochenmark mehr oder weniger Fettstromazellen. Das Chromatinnetz ihrer Kerne ist oft schwächer gefärbt und weniger scharf gezeichnet als das der Kerne der lymphoiden Retikulumzellen. Der sehr große Protoplasmaleib, aus dem durch die Fixation das Fett herausgelöst wird, ist in der Kernnähe maschig, meist bläulich gefärbt. Zur Peripherie hin geht die Färbung in zartes Rot-Violett über. Das Protoplasma hat je nach Ausbreitung ein mehr oder weniger faltiges Aussehen. Die Zellen sind von Retikulinfasern umsponnen, die nur durch Spezialfärbungen darstellbar sind.

Abb. 12—16. Die **retikulären Plasmazellen** variieren stark in Größe und Form. Sie fallen auf durch die exzentrische Lagerung des relativ kleinen Kernes, der grobbalkig, manchmal radspeichenartig strukturiert ist. Nucleoli sind meist nicht zu sehen. Das Protoplasma variiert im Farbton von hellblau bis dunkelviolett und enthält oft eine oder mehrere Vakuolen. In unmittelbarer Nähe des Kernes sieht man fast stets eine rötlich schimmernde Aufhellung. In seltenen Fällen findet man Plasmazellen, deren Rand rötlich gefärbt ist.

Vereinzelt können zwei- oder mehrkernige Plasmazellen auch normalerweise vorkommen.

Eine Vermehrung der retikulären Plasmazellen findet man u. a. bei Infekten, Tumoren und Agranulozytosen.

Abb. 17. Stück einer **Kapillare,** wie man sie manchmal im Knochenmark findet. Die Kerne ihrer Endothelzellen sind langgestreckt; Nucleoli sind meist nicht sichtbar. Das Protoplasma ist in der Nähe des Kernes grau-blau und geht dann in einen rötlichen Farbton über.

Knochenwachstumregelnde Zellen

Abb. 18. Osteoblasten ähneln in gewisser Weise den retikulären Plasmazellen, unterscheiden sich aber von diesen dadurch, daß der Farbton des Plasmas rein blau und seine Struktur sehr feinmaschig ist. Die Begrenzung des Plasmas sieht oft wie ausgefranst aus, vielleicht artefiziell bedingt. Der Kern, der auch wie bei den Plasmazellen meist exzentrisch liegt, hat eine viel feinere Struktur und meist gut sichtbare Nucleoli.

Man findet Osteoblasten öfter im kindlichen Mark und nur selten im Mark von Erwachsenen.

Abb. 19. Stück eines **Osteoklasten:** Osteoklasten sind die größten Zellen, die im Knochenmark vorkommen können. Beim Punktieren oder Ausstreichen wird jedoch meist ein Stück der Zelle abgerissen. In diesen Stücken sieht man die oval geformten Kerne dicht aneinander oder übereinander liegend. Ihre Chromatinstruktur ist locker, die blauen Nucleoli sind gut sichtbar. Das basophile Protoplasma erscheint, wahrscheinlich durch das Abreißen bedingt, oft zipfelig begrenzt und enthält eine gleichmäßige, feine, azurophile Granulation. Außerdem sind im Protoplasma noch grobe azurophile Einschlüsse zu sehen.

Osteoklasten findet man ebenfalls öfter in Ausstrichen von Kindermark. Bei Erwachsenen haben wir vereinzelte Osteoklastenstücke bei perniziösen Anämien, bei Osteomyelosklerosen und beim Morbus Paget gesehen.

Pathologische Zellen aus dem retikulohistiozytären System

Abb. 20. Gaucher-Zellen sind Retikulumzellen, die ein zu den Cerebrosiden gehörendes Lipoid (Kerasin) speichern. Man kann sie beim Morbus Gaucher einzeln oder in Gruppen liegend in Knochenmarkausstrichen finden. Sie haben einen Durchmesser bis zu 40 und mehr μ und sind deutlich begrenzt. Ihr meist pyknotischer, unregelmäßig geformter Kern ist relativ klein, oft exzentrisch gelagert. Auch zweikernige Zellen kommen vor. Das helle, grau-blaue Protoplasma hat eine wabige, leicht streifige Struktur. Bei jüngeren Zellen kann es dunkler gefärbt und körnig strukturiert sein.

Abb. 21—23. Plasmozytom-(Myelom-)Zellen. Bei fortgeschrittenen Fällen ist ein Plasmozytom leicht in den Knochenmarkausstrichen zu erkennen. Man findet dabei eine starke Vermehrung der Plasmazellen, die so weit gehen kann, daß das Bild von ihnen beherrscht wird. Sie liegen meist flächenhaft nebeneinander. Die Zellen können dabei stark atypisch sein, wobei bestimmte Atypien von Fall zu Fall vorherrschen und dem Mark sein charakteristisches Gepräge geben.

Zu den häufigsten Atypien gehören z. B. auffallend junge Kerne mit zarter Struktur, in denen dann auch Nucleoli erkennbar sind, sowie Verschiebung der Kernplasmarelation zugunsten des Kernes. Im Plasma kann mitunter auffallende Vakuolenbildung gefunden werden; häufig fehlt die Aufhellung in Kernnähe. Oft ist auch eine deutliche Abgrenzung des Zellplasmas nicht zu erkennen.

Jedoch sind diese Atypien nicht immer vorhanden; es gibt Plasmozytome mit Zellen, die normalen retikulären Plasmazellen sehr ähneln. Aus diesem Grunde ist es nicht immer möglich, ein beginnendes Plasmozytom aus dem Knochenmarkausstrich zu diagnostizieren.

Abb. 21. Plasmozytom mit reifen Zellen, die normalen Plasmazellen sehr ähneln.

Abb. 22. Plasmozytom mit Zellen, deren junge Kerne im Verhältnis zum Protoplasma besonders groß sind.

Abb. 23. Plasmozytom mit jungen Zellen. Links eine Zelle mit runden Einschlüssen; daneben eine Mitose in Metaphase; rechts eine zweikernige Zelle, deren Protoplasma unscharf begrenzt ist, wie auch bei der darunterliegenden einkernigen Zelle. Die Kerne haben ein dichtes, feinmaschiges Chromatinnetz und z. T. sichtbare Nucleoli. Die Plasmaaufhellung am Kern ist nicht zu erkennen.

TAFEL IV

Tumorzellen in Knochenmarkpunktaten

Durch Untersuchung von Knochenmarkpunktaten ist auch die Möglichkeit gegeben, Metastasen von Tumoren zu erfassen. Je ausgedehnter und zahlreicher die Metastasen, um so größer ist selbstverständlich die Wahrscheinlichkeit, Tumorzellen zu finden. Sie fallen schon meist bei der Durchsicht mit schwächerer Vergrößerung auf, weil sie fast immer in Verbänden liegen.

Man darf bei der Suche nach Tumorzellen nicht außer acht lassen, daß gelegentlich vorkommende Osteoblasten (s. Tafel III) ebenfalls in Gruppen und Verbänden liegen können und daß Megakarioblasten und Megakariozyten, wie auch die Tumorzellen, mehrkernig sein können und daß auch die gelegentlich vorkommenden Osteoklastenstücke vielkernig sind. In den Abbildungen 1—3 ist die Vielgestaltigkeit der Tumorzellen angedeutet.

Sichere Rückschlüsse auf den Primärtumor sind nicht möglich.

Abb. 1. Tumorzellen: Die Zellkerne sind verschieden groß. Einzelne von ihnen haben auffallend große Nucleoli. Das Protoplasma ist graublau, wolkig. Die Zellgrenzen sind nicht zu erkennen.

Abb. 2. Tumorzellen: Die großen Kerne differieren in ihrer Färbbarkeit und Größe. Nucleoli sind deutlich sichtbar. Links unten eine Zelle in Mitose (Metaphase), oben rechts wahrscheinlich beginnende Prophase: Die Kernmembran ist bereits aufgelöst und die Kernstruktur etwas aufgelockert. Das Protoplasma der Zellen ist teilweise rötlich gefärbt.

Abb. 3. Tumorzellen: Das Protoplasma der großen Zellen hat eine blasige Struktur

Blutzellen aus dem lymphatischen System

Lymphozytenreihe

Von den Zellen des lymphatischen Systems finden sich im peripheren Blut normalerweise nur die reiferen Lymphozyten. Vermehrt sind die Lymphozyten bei Infekten in der Heilphase und bei bestimmten Viruserkrankungen. Bei lymphatischen Leukämien, bei denen meist eine starke Vermehrung der Gesamtleukozyten besteht, kann man bis zu fast 100% lymphatische Zellen im Ausstrich finden.

Abb. 4. Der **Lymphoblast** ist die jüngste Zelle in der Lymphozytenreihe. Er ähnelt weitgehend dem Myeloblasten, so daß man nicht immer mit Sicherheit die beiden Zellen unterscheiden kann. Seine Kernstruktur ist jedoch etwas verwaschener als die des Myeloblasten. Das Protoplasma ist hell- bis mittelblau.

Abb. 5—7. Junge Lymphozyten.

Abb. 5. Das Chromatinnetz des Kernes ist fein, aber verwaschen. Nucleoli sind nicht zu sehen. Das hellblaue Protoplasma hat am Kern eine hellere Zone.

Abb. 6. Junger Lymphozyt mit azurophilen Granula.

Abb. 7. Ein stark ausgebreiteter, junger Lymphozyt, der einen breiten Plasmasaum hat. Man findet solche Zellen meist an besonders dünnen Stellen der Ausstriche. Normalerweise findet man im Blutausstrich nur vereinzelte junge Lymphozyten. Bei Reizung des lymphatischen Systems können sie vermehrt vorkommen.

Abb. 8—11. Reife Lymphozyten.

Abb. 8. Der Kern ist dunkel, rot-violett und hat eine schollige Struktur. Er kann, wie bei der abgebildeten Zelle, leicht eingebuchtet sein. Das Protoplasma ist oft nur an einer Seite als schmaler Saum erkennbar und kann einige rote Granula enthalten.

Abb. 9. Ein Lymphozyt, dessen Protoplasma nach zwei Seiten spitz ausläuft. Diese Formen findet man gelegentlich in Blutausstrichen. Es ist möglich, daß sie technisch bedingt sind.

Abb. 10. Reifer Lymphozyt mit schmalem, einseitigem Protoplasmasaum.

Abb. 11. Lymphozyt, dessen Protoplasmasaum so schmal ist, daß man ihn kaum erkennen kann. Der Kern ist besonders dunkel. Diese Form, die meist durch Schrumpfung bedingt ist, sieht man hauptsächlich an dickeren Stellen der Präparate.

Abb. 12. Gumprechtscher Kernschatten: Leicht lädierbare Zellen werden beim Ausstreichen so geschädigt, daß man nur noch Reste des stark ausgebreiteten Kernes sieht. Besonders reichlich findet man solche Kernschatten bei lymphatischen Leukämien.

Abb. 13. Riederformen: Bei lymphatischen Leukämien und Reizzuständen des lymphatischen Systems kommen atypische Lymphozyten vor, sog. Riederformen, die stark eingebuchtete oder gelappte Kerne haben.

Lymphoidzellen

(auch monozytoide Zellen oder lymphoide Monozyten genannt)

Abb. 14—17. Die Lymphoidzellen stammen ebenfalls aus dem lymphatischen System. Sie treten hier, wie im peripheren Blutbild, jedoch nur bei bestimmten Infekten auf, in erster Linie bei infektiöser Mononukleose. Im peripheren Blut können sie hierbei bis zu 50% der kernhaltigen Zellen ausmachen. Diese Zellen können sehr verschiedenartig aussehen. Die unreifen Zellen ähneln dem Lymphoblasten, sind jedoch größer als dieser und haben dunkleres Plasma (Abb. 14). Ein Teil der Zellen hat unregelmäßige Kernformen und insofern gewisse Ähnlichkeit mit dem Monozyten (Abb. 15). Bei anderen wieder ist durch das dunkelblau gefärbte Protoplasma eine Ähnlichkeit mit jungen lymphatischen Plasmazellen vorhanden (Abb. 16 u. 17). Das Protoplasma enthält bei diesen meist eine Aufhellung am Kern, die oft streifig, fächerartig zum Rand verläuft. Die Kernstruktur ist bei den Lymphoidzellen ausgeprägter als bei den Zellen der Lymphozyten-Reihe. Die reiferen Formen enthalten oft azurophile Granulation. Mitosen von Lymphoidzellen findet man auch in Blutausstrichen.

Lymphatische Plasmazellen

Abb. 18—22. Auch die lymphatischen Plasmazellen stammen aus dem lymphatischen System, in dem man sie in geringem Prozentsatz auch normalerweise findet. Im Blutbild kann man sie gelegentlich vereinzelt sehen. Besonders vermehrt sind sie bei Masern, Rubeolen und epidemischen Hepatitiden. Größenmäßig differieren sie stark. Die unreifen Formen haben einen feinmaschigen Kern, tiefblaues Protoplasma, meist mit einer Aufhellung am Kern (Abb. 18). Die reiferen, kleineren Zellen haben einen scholligen, dunkelvioletten Kern, kornblumenblaues, dunkles Protoplasma, das leicht feinschollig strukturiert ist.

Die Aufhellung am Kern kann schwächer sein als bei den unreifen Zellen, bei einem Teil der Zellen kann sie auch fehlen. Die reifen Formen können auch in der Größe sich nur wenig vom Lymphozyten unterscheiden, jedoch sind Kern und Plasma dunkler gefärbt. Das Protoplasma der lymphatischen Plasmazellen enthält keine Granula; öfter sieht man in ihm Vakuolen.

Die gelegentlich vorkommenden Mitosen sind von den Mitosen der lymphoiden Zellen schwer abzugrenzen.

Alle Zellen des lymphatischen Systems haben eine negative Peroxydase- bzw. Oxydasereaktion.

Makrophagen

Abb. 23—24. Makrophagen sind große Zellen mit feinmaschigem Kern. Das helle, graublaue Protoplasma kann phagozytierte Zellen oder Zellreste sowie Thrombozyten oder Fett und andere Einschlüsse enthalten. Man findet diese Zellen in Blutausstrichen bei schweren septischen Prozessen, vor allem bei Endocarditis lenta.

Zum Nachweis von Makrophagen wird das Blut nicht aus der Fingerbeere, sondern aus dem Ohrläppchen entnommen, das dabei nicht vorher mit Alkohol oder Äther abgerieben werden darf. Man nimmt zur Untersuchung den ersten Tropfen Blut und streicht ihn wie üblich auf dem Objektträger aus. Die Makrophagen liegen meist in den Randpartien und Ausläufern der Ausstriche. Es ist ratsam, sie mit schwacher Vergrößerung zu suchen.

Verschiedene Zellformen der Erythrozyten

Abb. 25. Normozyten: Erythrozyten, deren Durchmesser etwa 7,4 μ beträgt. Sie sind annähernd rund und haben in der Mitte eine Delle.

Abb. 26. Makrozyten: Erythrozyten, deren Durchmesser mehr als 7,5 μ beträgt, von annähernd runder Form.

Abb. 27. Megalozyten: Große Erythrozyten von ovaler Form, deren Durchmesser 8 und noch mehr μ betragen kann, meistens stark mit Hämoglobin gefüllt; charakteristisch für perniziöse Anämie.

Abb. 28. Polychrome Erythrozyten: Junge Erythrozyten, die noch Reste der basophilen Substanz enthalten, oft größer als die Normozyten.

Abb. 29. Ring- oder Pessarformen: Erythrozyten, die so schlecht mit Hämoglobin gefüllt sind, daß das Innere der Zelle fast farblos und nur der Rand gefärbt erscheint. Diese Zellen treten bei Eisenmangelanämien auf.

Abb. 30. Poikilozyten: Erythrozyten mit unregelmäßiger Gestalt. Sie treten bei verschiedenen Anämien auf.

Abb. 31. Mikrozyten: Erythrozyten, die kleiner als die Normozyten sind.

Abb. 32. Sphärozyten (Kugelzellen): Bevor die Erythrozyten in Hämolyse übergehen, nehmen sie annähernd kugelige Gestalt an, wobei ihr Durchmesser kleiner und die Höhe größer wird. Im Ausstrich sieht man sie als kleinere Zellen, die keine Delle haben und die durch ihre gleichmäßige, dunklere Färbung auffallen. Diese Zellen treten bei hämolytischem Ikterus (Kugelzellenanämie) auf.

Abb. 33. Ovalozyten: Bei der familiären Ovalozytose (Elliptozytose) findet man in Blutausstrichen einen hohen Prozentsatz Erythrozyten (bis zu 100%) von ovaler Form. Diese erbliche Erythrozytenanomalie ist oft mit leichtem hämolytischem Ikterus verbunden.

Abb. 34. Targetzellen (Schießscheibenzellen) sind Erythrozyten, bei denen nur der Rand und die Mitte der Zelle gefärbt sind. Dazwischen befindet sich ein farbloser Ring. Diese Zellen treten gehäuft bei der Mediterran-Anämie (Cooleysche Anämie) auf.

Abb. 35. Sichelzellen: Sichelförmige Erythrozyten, die man in Blutausstrichen bei der hämolytischen Sichelzellen-Anämie findet. Diese Form des hämolytischen Ikterus tritt fast nur bei Negern auf.

Abb. 36. Basophile Punktierung: Vereinzelte basophil punktierte Erythrozyten findet man gelegentlich in Blutausstrichen. Stark vermehrt können sie bei Bleivergiftungen auftreten.

Abb. 37. Howell-Jolly-Körper, Kernkugeln: Kleine runde Reste von Kernen in den Erythrozyten. Man findet sie in Blutausstrichen nach Milzexstirpation, evtl. auch bei Milzerkrankungen.

Abb. 38. Cabotsche Ringe: Runde oder achtförmig geschlungene azurophile Gebilde in den Erythrozyten, die man bei Anämien gelegentlich finden kann.

Die normalen kernhaltigen Zellen des Blutes und Thrombozyten

Abb. 39—48. Beschreibung siehe bei dem jeweiligen Kapitel.

HINWEISE ZUR TECHNIK

Das mikroskopische Bild des Knochenmarkausstriches ist weitgehend von der Technik des Ausstreichens und Färbens abhängig. Wir möchten deswegen hier einige Hinweise zur Technik, die sich bei uns seit Jahren bewährt hat, geben.

Das in eine gut getrocknete Spritze aspirierte Knochenmark wird auf einen Objektträger ausgespritzt und das mitangesogene Blut von diesem abgekippt. Mit der Kante eines dünnen Deckglases heben wir ein oder mehrere Knochenmarkbröckel vom Objektträger ab, bringen sie auf einen gut gesäuberten, mit einer Mischung von Methylalkohol und Äther vorbehandelten, trockenen Objektträger, legen das Deckgläschen flach auf die Bröckel und breiten sie ohne Druck durch Ziehen des Deckglases parallel zum Objektträger auf diesem aus. Nach einem anderen Verfahren kann man Präparate anfertigen, indem man einzelne Bröckel mit einem zugespitzten Holzstäbchen aufnimmt und ohne Druck in wellenförmiger Linienführung bei flacher Haltung des Stäbchens auf dem Objektträger ausstreicht. Enthält das Mark große Bröckel, so ist es ratsam, auch von einzelnen Bröckeln Tupfpräparate anzufertigen, da man auf diese Weise besonders gute Zellbilder erhält. Nur wenn die Bröckel so klein sind, daß man sie makroskopisch nicht erkennen kann, streicht man das gewonnene Material wie Blut aus.

Die lufttrockenen Ausstriche fixieren wir (am besten nach 24 Stunden) 3 bis 5 Minuten lang mit May-Grünwald-Lösung, spülen sie (ohne Nachfärbung mit verdünnter May-Grünwald-Lösung) mit aqua dest. ab und färben sie mit verdünnter Giemsa-Lösung nach. Die Giemsa-Lösung wird je nach der zur Verfügung stehenden Original-Giemsa-Stammlösung durch Verdünnung von 10—20 Tropfen auf 10 ccm aqua dest. hergestellt. Die Dauer der Färbung ist ebenfalls von der Beschaffenheit der Stammlösung abhängig und beträgt 20—30 Minuten. Nach der Färbung wird mit aqua dest. abgespült.

Sehr wichtig ist es, daß einwandfreies destilliertes Wasser für die Färbungen verwendet wird (p_H 6,9—7,2). Kohlensäurehaltiges destilliertes Wasser kann durch 5 Minuten langes Kochen von CO_2 frei gemacht werden. Das destillierte Wasser muß stets gut verschlossen aufbewahrt werden.

Für die Retikulozytenzählung stellen wir gleichzeitig Ausstriche auf mit Brillantkresylblau (1-proz. alkoholische Lösung) angefärbten Objektträgern her und legen diese Ausstriche noch feucht, gleich nach dem Ausstreichen, für 15 Minuten in die feuchte Kammer.

Zur Beurteilung des Knochenmarkpunktates werden am besten zunächst mehrere Präparate mit der Übersichtsvergrößerung (Objektiv 10×) durchgemustert, wobei besonders auf den Zell- und Fettgehalt und den Anteil der Blutbeimengung zu achten ist. Die Differentialzellzählung führen wir stets an mehreren Präparaten und in jedem Präparat an verschiedenen Stellen durch, da die Zellen im Ausstrich ungleichmäßig verteilt sind. Wir zählen in Anlehnung an die Methode von K. Rohr 500—1000 weiße Zellen (myeloische Reihe + Lymphozyten und Monozyten) und beziehen die Zahl der kernhaltigen Zellen der Erythropoese, der Megakariopoese und des retikulohistiozytären Systems auf 100 weiße Zellen.

SACHVERZEICHNIS

Tafel I

Die normale Haematopoese

Tafel I

DIE NORMALE HAEMATOPOESE

Granulopoese

1. Myeloblast

Reihe der neutrophilen Granulocyten:

2. Junger Promyelocyt
3. Reifer Promyelocyt
4. Unreifer Myelocyt
5. Plasmaabschnürung
6. Reifer Myelocyt
7. Jugendlicher (Metamyelocyt)

8. u. 9. Stabkernige Granulocyten

10. Segmentkerniger Granulocyt

Reihe der eosinophilen Granulocyten:

11. Eosinophiler Promyelocyt
12. Eosinophiler Myelocyt
13. Eosinophiler Segmentkerniger

Reihe der basophilen Granulocyten:

14. Basophiler Promyelocyt
15. Basophiler Myelocyt
16. Basophiler mit eingebuchtetem Kern

Monocyten (17.—20.)

Erythropoese

21. Proerythroblast

22.—23. Basophile Erythroblasten

24.—26. Polychrome Erythroblasten

27. Reifer Erythroblast

28. u. 29. Entkernungsfiguren

30. Polychromer Erythrocyt
31. Reifer Erythrocyt (Normocyt)

Mitosen

32. Prophase eines Promyelocyten
33. Metaphase eines Promyelocyten
34. Anaphase eines Promyelocyten
35. Telophase eines unreifen Myelocyten
36. Metaphase eines reifen Myelocyten
37. Prophase eines basophilen Erythroblasten
38. Metaphase eines basophilen Erythroblasten
39. Anaphase eines basophilen Erythroblasten
40. Telophase eines Proerythroblasten
41. Mitose eines polychromen Erythroblasten
42. Mitose eines Promegakariozyten in Prophase

Thrombopoese

43. Megakarioblast
44. Promegakariocyt

45.—47. Megakariocyten

48. Thrombocyten.

DIE NORMALE HAEMATOPOESE

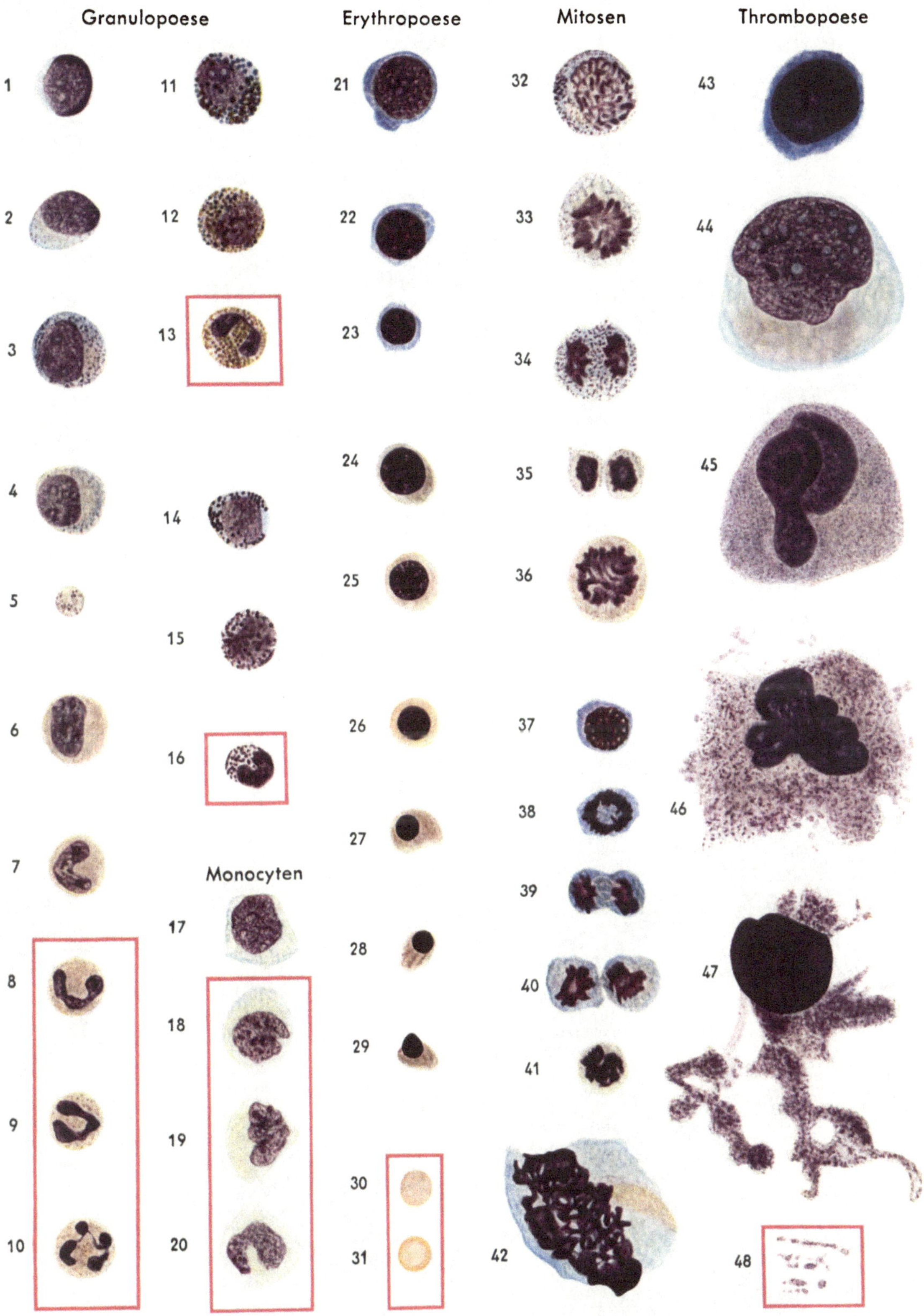

Tafel II

Die anomalen und pathologischen Zellen der Haematopoese

Tafel II

DIE ANOMALEN UND PATHOLOGISCHEN ZELLEN DER HAEMATOPOESE

Abnorme Leukocyten

1.— 3. Pelger'sche Kernanomalie (Myelocyt, Stabkerniger, Bisegmentkerniger)
4.— 6. Toxische Granulation (Myelocyt, junger Stabkerniger, Segmentkerniger)
7. Reifungsdiskrepanz: Junger Stabkerniger mit unreifem Plasma
8. Doehle'sche Körperchen
9. Vacuolen im Plasma der Neutrophilen
10.—11. Riesenstabkernige und Riesenjugendliche
12. Übersegmentierter Granulocyt

Akute Leukaemien

13. Para-Myeloblasten-Leukaemie
14. Para-Myeloblasten-Leukaemie
15. Para-Promyelocyten-Leukaemie
16. Leukaemie mit pelgeroiden Zellen
17. Akute Mikromyeloblasten-Leukaemie

18. **Chronisch-lymphatische Leukaemie**

Megaloblastische Erythropoese

19. Promegaloblast
20.—21. Junge Megaloblasten
22.—24. Megaloblasten mit getigerten Kernen
25. Megaloblast mit Kernabsprengungen
26.—29. Entkernungsfiguren
30. Polychromer Megalocyt
31. Oxyphiler Megalocyt
32. Polychromer Megaloblast mit abnormem Kern
33. Karyorhexis
34.—35. Megaloblasten mit stark atypischen Kernen
36. Späte Prophase eines Promegaloblasten
37. Späte Metaphase eines Promegaloblasten
38. Anaphase eines Promegaloblasten
39. Anaphase eines polychromen Megaloblasten
40. Atypische Metaphase eines basophilen Megaloblasten
41. Mehrpolige Anaphase eines Gigantoblasten
42. Mehrpolige Anaphase eines polychromen Gigantoblasten
43. Atypische Metaphase eines Megaloblasten mit abgesprengten Chromosomen

Mehrkernige Erythroblasten aus dem Knochenmark von Erythroleukaemie (44.—45.)

Megakariocyt mit übersegmentiertem Kern (perniciöse Anaemie) (46.)

DIE ANOMALEN UND PATHOLOGISCHEN ZELLEN DER HAEMATOPOESE

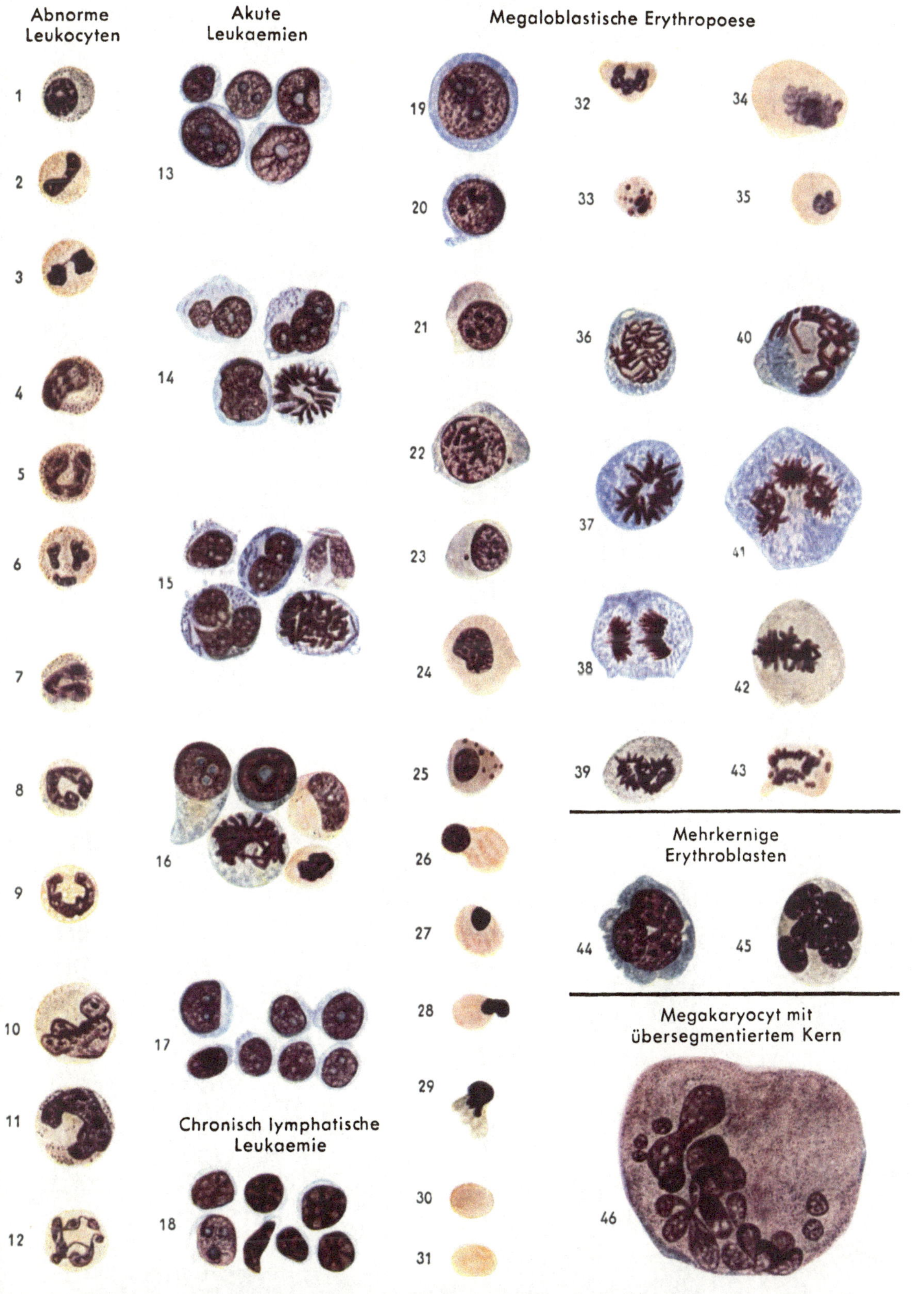

Tafel III

Zellen aus dem reticulohistiocytaeren
Anteil des Knochenmarkes

Tafel III

ZELLEN AUS DEM RETICULOHISTIOCYTÄREN ANTEIL DES KNOCHENMARKES

1.— 4. Lymphoide Retikulumzellen (Abb. 4: aus dem Mark einer perniciösen Anaemie)

5.— 7. Phagocytierende Retikulumzellen (Abb. 7: Lipophag)

8.— 9. Gewebsmastzellen

10. Ferrata-Zelle

11. Fettstromazellen

12.—16. Retikuläre Plasmazellen

17. Stück einer Kapillare

Knochenwachstumsregelnde Zellen

18. Osteoblasten

19. Stück eines Osteoclasten

Pathologische Zellen aus dem retikulohistiocytären System

20. Gaucher-Zelle

21.—23. Plasmocytom- (Myelom-)Zellen.

ZELLEN AUS DEM RETICULOHISTIOCYTAEREN ANTEIL DES KNOCHENMARKES

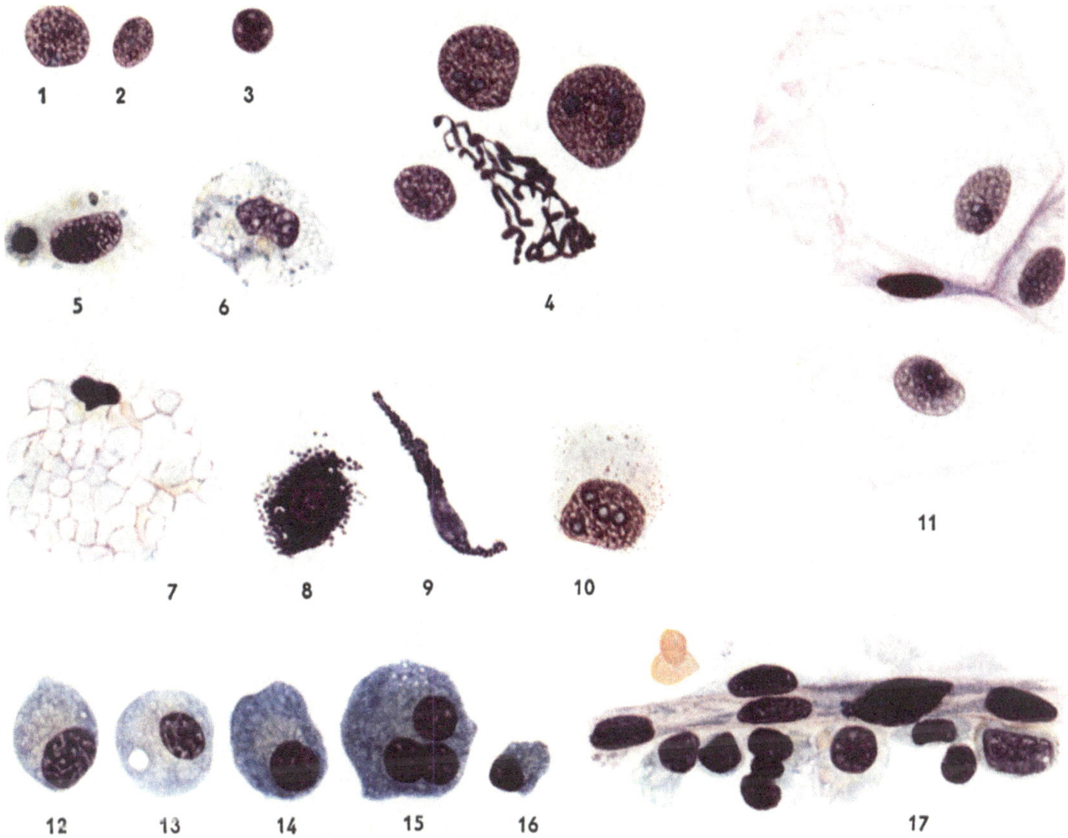

Knochenwachstumregelnde Zellen

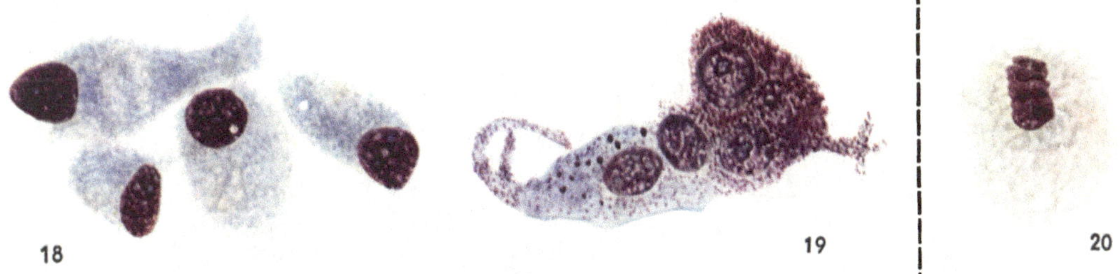

Pathologische Zellen aus dem reticulohistiocytaeren System

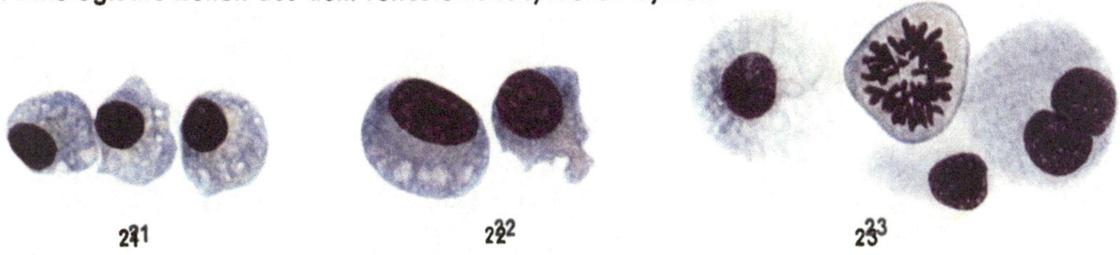

Tafel IV

Tumorzellen in Knochenmarkpunktaten
Blutzellen aus dem lymphatischen System
Makrophagen
Verschiedene Zellformen der Erythrocyten
Die normalen kernhaltigen Zellen
des Blutes und Thrombocyten

Tafel IV

TUMORZELLEN IN KNOCHENMARKPUNKTATEN

1.— 3. Tumorzellen

(1 gezeichnet nach einem Sternalpunktatausstrich bei Mammacarcinom
2 „ „ „ „ „ Magencarcinom
3 „ „ „ „ „ Magencarcinom)

BLUTZELLEN AUS DEM LYMPHATISCHEN SYSTEM

Lymphocyten-Reihe:

4. Lymphoblast
5.— 7. Junge Lymphocyten
8.—11. Reife Lymphocyten
12. Gumprecht'scher Kernschatten
13. Riederform
14.—17. Lymphoidzellen (auch monocytoide Zellen oder lymphoide Monocyten genannt)
18.—22. Reihe der lymphatischen Plasmazellen.

MARKOPHAGEN (23.—24.)

VERSCHIEDENE ZELLFORMEN DER ERYTHROCYTEN

25. Normocyten
26. Makrocyten
27. Megalocyten
28. Polychrome Erythrocyten
29. Ring- oder Pessarformen
30. Poikilocyten
31. Mikrocyten
32. Sphärocyten
33. Ovalocyten
34. Targetzellen
35. Sichelzellen
36. Basophile Punktierung
37. Howell-Jolly-Körper
38. Cabot'sche Ringe

DIE NORMALEN KERNHALTIGEN ZELLEN DES BLUTES UND THROMBOCYTEN.

39. Basophiler Granulocyt
40. Eosinophiler Granulocyt
41.—43. Neutrophile Granulocyten: 41. Jugendlicher (Metamyelocyt), 42. Stabkerniger, 43. Segmentkerniger.
44.—45. Lymphocyten
46.—47. Monocyten
48. Thrombocyten

TUMORZELLEN IN KNOCHENMARKPUNKTATEN

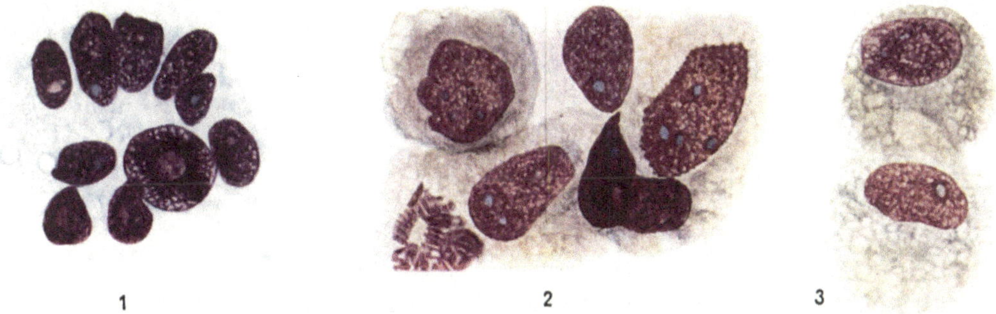

BLUTZELLEN AUS DEM LYMPHATISCHEN SYSTEM

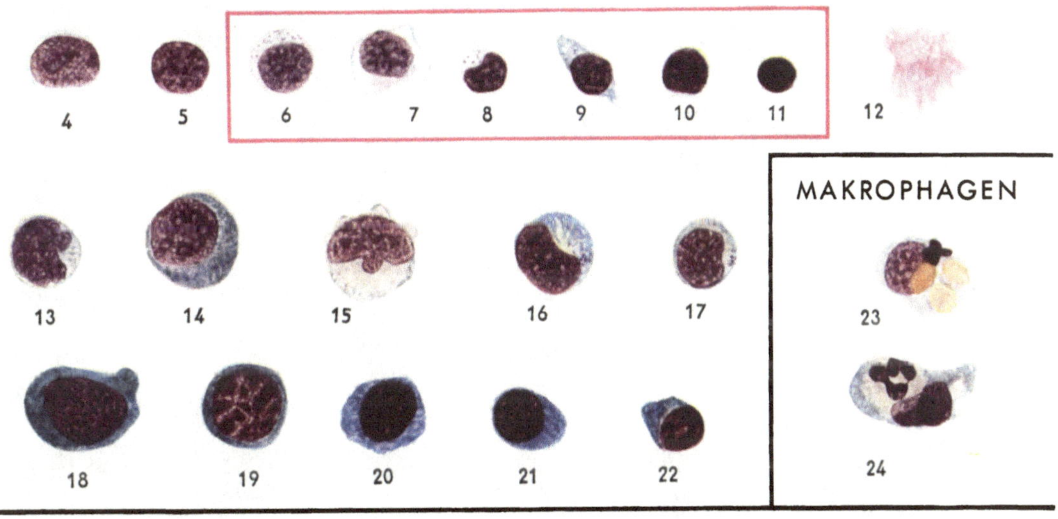

VERSCHIEDENE ZELLFORMEN DER ERYTHROCYTEN

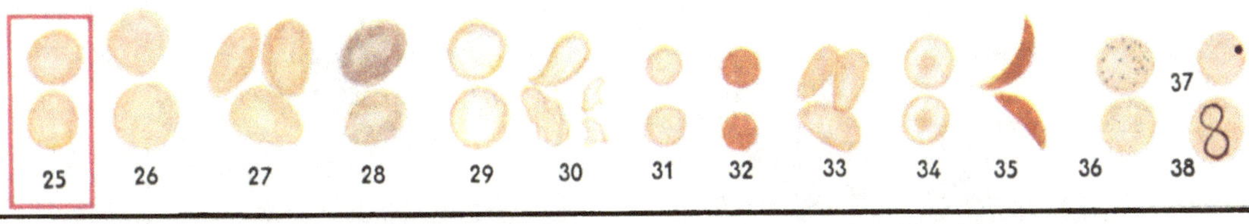

DIE NORMALEN KERNHALTIGEN ZELLEN DES BLUTES UND THROMBOCYTEN

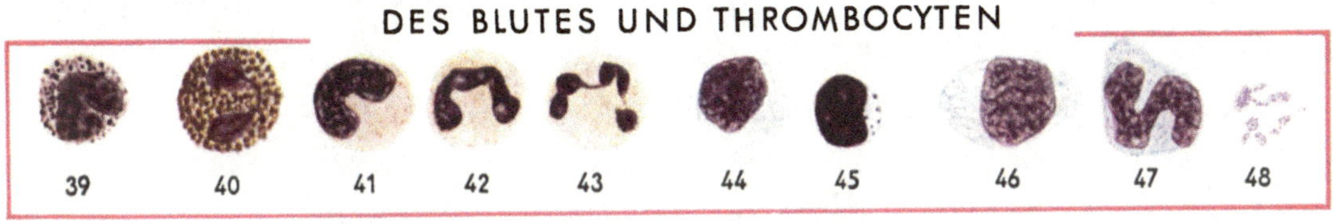

FSC
www.fsc.org
MIX
Papier | Fördert gute Waldnutzung
FSC® C083411

Zeitfracht Medien GmbH
Ferdinand-Jühlke-Straße 7
99095 Erfurt, Deutschland
produktsicherheit@kolibri360.de